SITZUNGSBERICHTE DER DEUTSCHEN AKADEMIE
DER WISSENSCHAFTEN ZU BERLIN

Klasse für medizinische Wissenschaften
Jahrgang 1951 Nr. 2

CARL V. EICKEN

DER WERDEGANG
DER OTO-RHINO-LARYNGOLOGIE

1951

AKADEMIE-VERLAG BERLIN

Vorgetragen in der Gesamtsitzung vom 8. März 1951
Zum Druck genehmigt am gleichen Tage, ausgegeben am 15. Oktober 1951

Erschienen im Akademie-Verlag GmbH., Berlin NW 7. Schiffbauerdamm 19
Lizenz-Nr. 156 · 100/45/51
Satz und Druck: Deutsche Wertpapier-Druckerei VEB, Leipzig, III/18/185
Bestell- und Verlagsnummer: 2010/51/II/2
Preis: 1,35 DM
Printed in Germany

Das freundliche Interesse, daß Sie, meine Herren, im letzten Jahre meinem Vortrag: „Zur Geschichte der direkten Untersuchungsmethoden der oberen Luft- und Speisewege“ entgegenbrachten, ermutigt mich, Ihnen einen Überblick über das Werden des von mir vertretenen Spezialgebietes zu geben und darzutun, wie die Oto-Rhino-Laryngologie aus sehr bescheidenen Anfängen sich zu einem mächtigen Zweige der Gesamt-Medizin entwickelt hat.

Die Oto-Laryngologie entstammt, wie der Name sagt, zwei Wurzeln, von denen die Otologie als die ältere anzusehen ist; schon bei Hippokrates[1] finden wir die ersten Ansätze zur Erkennung von Ohrenleiden.

Eine intensive Forschertätigkeit auf diesem Gebiet verdanken wir in Deutschland als erstem Professor von TRÖLTSCH in Würzburg, in England WILDE und TOYNBEE.

OTTO KÖRNER[2], der im Jahre 1885 London besuchte, schreibt in seinen „Erinnerungen“: „Viel Neues und Merkwürdiges bot mir das sorgfältige Studium der berühmten TOYNBEEschen Sammlung pathologischer Ohrpräparate. Sie war im Museum des College of Surgeons sehr gut aufgestellt und der gedruckte umfangreiche ‚Descriptive Catalogue‘ von TOYNBEE selber verfaßt, erleichterte ihr Studium ungemein. Indem ich Stück für Stück der Sammlung mit TOYNBEEs Beschreibung und der zugehörigen

---

[1] KÖRNER, Die Ohrenheilkunde des Hippokrates. Wiesbaden: Bergmann, 1897.

[2] O. KÖRNER, Erinnerungen eines deutschen Arztes und Hochschullehrers 1858—1914. Verlag Bergmann: München und Wiesbaden 1920.

Krankengeschichte verglich, nahm ich gewissermaßen ein Privatissimum bei dem toten Meister."

Den Erinnerungen O. Körners, der vom 1. 10. 1883 bis 1. 4. 1885 Assistent bei dem berühmten Internisten Kussmaul in Straßburg, und 1 Jahr während dieser Zeit auch im Nebenamt Assistent an der Ohren-Poliklinik bei Prof. Kuhn war, entnehme ich eine für jene Zeit sehr charakteristische Stelle: „Stationäre Ohrenkliniken gab es damals an deutschen Universitäten nur in Halle und Berlin. Die wenigen Ohrenkranken, an denen wir nach dem damaligen Stande der Wissenschaft eingreifende Operationen ausführten, wurden auf meine Abteilung in der Medizinischen Klinik gelegt, und die otogenen Hirnabszesse, Sinus- und Hirnhautentzündungen, die alle noch für unheilbar galten, kamen ebendorthin."

Große Fortschritte auf dem Gebiet der Oto-Chirurgie sind an die Namen Schwartze, Halle, und Zaufal, Prag, sowie an den Otto Körners geknüpft.

Schwartze arbeitete die Indikationen zur Freilegung des Warzenfortsatzes und der in ihm enthaltenen Zellen aus; diese Zellen entwickeln sich im postuterinen Leben von den Mittelohrräumen aus oft in großer Ausdehnung in den Warzenfortsatz, zuweilen sogar in die Umgebung des Labyrinthes bis weit zur Pyramidenspitze des Felsenbeines hin und gelegentlich über die obere Gehörgangswand in die Wurzel des Jochbeins.

Wird das neugeborene Kind von einer Mittelohrentzündung befallen, so unterbleibt die normale Pneumatisation des Felsenbeins mehr oder weniger und es kommt zur Eburnisation des Warzenfortsatzes; in sehr vielen Fällen wandert das Plattenepithel des Gehörganges in die engen Mittelohrräume ein und es kommt zu einem Prozeß, den wir als Cholesteatom bezeichnen. Durch Ansammlung von Epidermislamellen machen sich Druckerscheinungen auf den umgebenden Knochen bemerkbar; es kommt zu Durchbrüchen in die mittlere und hintere Schädelgrube und selbst in den sehr harten Labyrinthknochen, in dem die Schnecke und der Vorhofbogengangsapparat enthalten sind. Cholesteatome können viele Jahre mehr oder weniger latent verlaufen, plötzlich aber zu schweren Komplikationen führen, so zu Einbrüchen in das Labyrinth, zu Hirnhauteiterungen, Hirnabszessen und zu Infektionen der Hirnblutleiter.

SCHWARTZE hat das Verdienst, systematisch die Warzenfortsatzzellen angegangen und durch den eventuell eburnisierten. elfenbeinharten Warzenfortsatz den Weg zum Cholesteatomherd gefunden und ausgebaut zu haben.

ZAUFAL ging noch einen Schritt weiter. Er legte, falls die eitrige Entzündung auf den Blutleiter übergegriffen hatte und Schüttelfröste die Gefahr allgemeiner Sepsis anzeigten, den thrombosierten Sinus frei, eröffnete ihn und unterband die Drosselvene (Jugularis). Auf diese Weise wurde verhindert, daß die Eitererreger und ihre Toxine herzwärts vordringen konnten; so rettete ZAUFAL als erster die Kranken vor dem Tode an allgemeiner Sepsis.

Den dritten großen Fortschritt auf oto-chirurgischem Gebiet verdanken wir KÖRNER. Die *frühzeitige* Erkennung und Entleerung von otogenen Hirnabszessen ist sein Werk.

Durch kritische Sichtung der in der Literatur verzeichneten Hirnabszesse verschiedenster Provenienz und durch vergleichende Studien menschlicher Schädel lernte er die von eiternden Ohren ausgehenden Hirnabszesse abzugrenzen von solchen traumatischer oder metastatischer Art. Diese Studien begann KÖRNER im Frühjahr 1890; nach 3 Jahren war das ganze Material gesammelt und KÖRNER trug seine Erfahrungen im Frankfurter Ärzteverein vor.

Der mit dem großen Chirurgen ERNST V. BERGMANN befreundete Frankfurter Kreisphysikus GRANDHOMME machte diesen auf die gehaltvolle Arbeit KÖRNERs aufmerksam. BERGMANN, der damals in Deutschland eine führende Stellung als Chirurg und namentlich auch als Hirnchirurg einnahm, interessierte sich lebhaft für KÖRNERs Forschungen und erbot sich, ein Vorwort zu dem demnächst in Buchform[1] erscheinenden Werke KÖRNERs zu schreiben. In seinen „Erinnerungen" schreibt KÖRNER auf S. 95: „Als ich mit diesen Erwägungen beschäftigt war, wurden aus England und Schottland die ersten Fälle von erfolgreich operierten otogenen Hirnabszessen mitgeteilt. Es waren Großhirnabszesse mit einem voll entwickelten Symptomenkomplexe gewesen, aus welchem ihr Sitz im Schläfenlappen schon vor der Operation erkannt worden war. Man hatte also direkt auf den Schläfenlappen trepanieren und den Abszeß entleeren können, und ERNST V. BERGMANN, der sich nun auch an solche Operationen herangewagt hatte, verlangte, daß man nur diese sicher lokalisierbaren Abszesse operieren sollte, um nicht durch Mißerfolge die Operation zu diskreditieren. Dies war gewiß anfangs noch richtig; wenn man nun aber nach meinem Vorschlage den Hirneiter vom kranken Schläfenbeine aus aufsuchte, indem man den Weg verfolgte, den er von da ins Hirn genommen hatte, durfte man hoffen, auch manchen Abszeß finden und heilen zu können, der noch keine Lokalsymptome gemacht hatte. Auch war es klar, daß solche Frühoperationen eine weit günstigere Aussicht auf Erfolg boten als die bisherigen Spätoperationen bei voll entwickelten Symptomen, d. h. bei weit gefährlicheren Abszessen. Die Erfolge haben mir recht gegeben und V. BERGMANN ist später meinem Vorschlage beigetreten; die dritte Auflage des Buches von ERNST V. BERGMANN, ‚Über die chirurgische Behandlung von Hirnerkrankungen' schließt mit den Worten: ‚Die Idee KÖRNERs, dem Eiter im Hirn auf dem Wege nachzugehen, auf dem er ins Hirn gekommen ist, hat den Fortschritt begründet, dessen sich die moderne Otiatrik rühmen kann.'"

Ein weiteres Zitat aus den „Erinnerungen" mag Ihnen zeigen, wie hoch wir die Bedeutung der KÖRNERschen Forschungen

[1] KÖRNER, Die otitischen Erkrankungen des Hirns, der Hirnhäute und der Blutleiter. Frankfurt a. M., 1894 bei Joh. Alt, spätere Auflagen bei Bergmann, Wiesbaden.

bewerten müssen; KÖRNER, den V. BERGMANN auf der Naturforscher-Versammlung in Nürnberg Dezember 1893 kennengelernt hatte, schreibt: „Wer je ERNST V. BERGMANN nähertreten durfte, wird den Eindruck seiner imponierenden Persönlichkeit nicht vergessen. Ich hatte später noch einmal die Freude, mich mit ihm über das uns gemeinsame Forschungsgebiet unterhalten zu können, als 1895 auf der Naturforscher-Versammlung in Lübeck ein festliches Mahl die Teilnehmer im Ratskeller vereinigte. Mein Tischplatz war in einem Nebenraume, und durch eine weite Unterbrechung der Wand sah ich V. BERGMANN in dem Hauptraume sitzen. Unsere Blicke begegneten sich zufällig, und als ich merkte, daß er mich ansah, als ob er überlegte, wer ich sei, hob ich mein Glas, um ihm zuzutrinken. Da stand er auf, winkte mir und ging dem Nebenraume zu. Ich ging ihm entgegen und bald standen wir uns gegenüber, von beiden Räumen aus sichtbar. Er begann das Gespräch mit den Worten: ‚Endlich finde ich jemand, mit dem ich über Riedels Vortrag sprechen kann; was sagen Sie dazu?‘ Der Jenenser Chirurg RIEDEL hatte in einer der großen allgemeinen Sitzungen einen populären Vortrag über die Fortschritte der Hirnchirurgie gehalten. Inhaltlich war der Vortrag tadellos gewesen, aber es fehlte dem Redner die hohe Begeisterung, die den Hörer zum ganzen Verständnisse der Bedeutung des Errungenen hätte erheben sollen. So etwa suchte ich meinen Eindruck darzustellen. Da stieß V. BERGMANN mit mir an, richtete sich hoch auf, als ob er am Rednerpulte stände und sagte mit erhobener Stimme in der stark akzentuierten Sprachweise des Livländers mit volltönenden Vokalen und dem rollenden „R“: Ja, das ist es, er hätte sagen müssen: ‚Jetzt sind wir so weit gekommen, daß wir unsere Messer ungestraft in das Organ der Seele tauchen!‘. Der gewaltige und doch wohllautende Klang seiner Stimme war weit vernehmbar. Die Gespräche an den nächsten Tischen verstummten und viele Augen richteten sich auf den begeisterten Forscher. Dann sah man die Leute ihre Köpfe zusammenstecken, und ich bemerkte, daß der und jener seinen Nachbarn fragte, mit wem denn V. BERGMANN so gewaltig geredet hätte. Das kleine Erlebnis zeigt, wie ihn die Begeisterung über sein Fach hinriß und ihm lapidare Sätze entlockte, um das Errungene zu verkünden."

Die große wissenschaftliche Welt war auf KÖRNER, der in Frankfurt als praktischer Nasen-Ohrenarzt wirkte und dessen Name in Otologenkreisen schon bekannt war, aufmerksam geworden und sein Buch interessierte gleichmäßig die Otologen, die inneren Mediziner und die Neurologen. So wurde sein Name in weiten Kreisen bekannt. Eine Berufung nach Marburg im Jahre 1889, wo ALTHOFF ein Extraordinariat für Otologie und Laryngologie errichten wollte, lehnte er ab, weil die Verhältnisse dort gar zu wenig verlockend waren. Er hätte zwar die Erlaubnis erhalten, in der Medizinischen Poliklinik ambulante Ohren- und Kehlkopf-Kranke zu behandeln, wäre aber dadurch in völlige Abhängigkeit des Poliklinikers geraten, der selbst wieder vom Kliniker abhängig war.

Am 12. September 1894 starb in Rostock der außerordentliche Professor der Oto- und Laryngologie LEMCKE, und KÖRNER wurde als sein Nachfolger berufen. Er trat Mitte November 1894 sein Amt an. In zähem Ringen setzte sich KÖRNER durch. Über den Anfang seiner Tätigkeit schreibt er: „LEMCKE hatte der Oto- und Laryngologie in Rostock durch rastlose Arbeit Ansehen verschafft, obwohl er bei Regierung und Fakultät allzuwenig Unterstützung gefunden hatte. Sein Extraordinariat war unbesoldet gewesen und er hatte nur jährlich 500,— Mark staatlichen Zuschusses zur Ausstattung und zum Betrieb der Poliklinik und 1500 Mark für Aufnahme und Verpflegung unbemittelter Kranken in seine Privatklinik gehabt. Als er gestorben war, sah man ein, daß man ihn und sein Fach zu wenig unterstützt hatte und bot seinem Nachfolger mehr an. Zwar erhielt ich an staatlichen Zuschüssen zunächst nicht mehr als er, aber es wurde sogleich ein besoldetes Extraordinariat errichtet und die Bereitwilligkeit ausgesprochen, bald noch mehr zu leisten. Zur Abhaltung der Poliklinik und der Kurse wurden mir Räume der Medizinischen Klinik an bestimmten Stunden zur Verfügung gestellt und ich durfte, was LEMCKE versagt war, in der Chirurgischen Klinik operieren und die Operierten in der Medizinischen Klinik unterbringen und behandeln; ja sogar für meine Privatpatienten stellte mir der innere Kliniker THIERFELDER Zimmer auf seiner Privatabteilung im Krankenhause zur Verfügung. Ihm und dem Chirurgen GARRÉ wurde ich dadurch bald so unbequem, daß sie meine Bemühungen, eine eigene Klinik zu erhalten, auch in ihrem eigensten Interesse unterstützten. Wohl waren diese Verhältnisse, unter denen ich lehren und Kranke behandeln mußte, jämmerlich und blieben es auch zunächst trotz einiger Verbesserungen, aber sie nahmen mir den Mut nicht; wurde doch auch in der Wüste gepredigt!"

In dem einen Jahre vom Juni 1895 bis Juni 1896 erhielt KÖRNER drei Berufungen an andere Universitäten, und zwar nach Breslau, Heidelberg und Leipzig, die er alle ablehnte, weil sie keinen Fortschritt für ihn bedeuteten. Er blieb der Universität Rostock treu.

Der Lohn für dieses Verhalten blieb nicht aus. KÖRNERs Wunsch nach einer eigenen Klinik wurde erfüllt und am 20. 10. 1899 wurde die erste deutsche Universitäts-Hals-Nasen-Ohrenklinik in Rostock feierlich eingeweiht.

Im September 1900 starb in Straßburg ABRAHAM KUHN, KÖRNERs Lehrer, und auf Antrag der Straßburger Fakultät wurde das vakante Extraordinariat KÖRNER angeboten. Er benützte den Ruf, um das Ordinariat in Rostock zu fordern. Das Mecklenburgische Ministerium zeigte sich sogleich diesem Wunsche geneigt, und nachdem die Fakultät auf die Frage, ob seiner Beförderung zum Ordinarius sachliche oder persönliche Bedenken entgegen ständen, mit „Nein" geantwortet hatte, wurde KÖRNER auch dieser Wunsch erfüllt. Seine Ernennung erfolgte am 24. 3. 1901. Die Freude der Fachgenossen über die Errichtung des ersten Ordinariats war groß, und KÖRNER erhielt von nah und fern herzliche Glückwünsche, denn nun war das Eis gebrochen und weitere Ordinariate im Fache nach dem Vorgang der kleinsten Universität unausbleiblich. Bei seinem Eintritt in das Conzil der Universität hielt KÖRNER folgende Ansprache: „Die Einführung in das Conzil der Universität ist für einen neuernannten Ordinarius an sich schon eine erhebende und beglückende Feier. Wenn aber, wie heute, in den ordentlichen Lehrkörper der Vertreter eines Faches aufgenommen wird, das noch an keiner anderen Universität ein Ordinariat errungen hat, so kommt dem Akte der Einführung eine höhere und allgemeinere Bedeutung zu. Sie wird zu einem Wendepunkte in der Geschichte dieses Faches und in der Geschichte der Universitäten. Nachdem einmal die theoretischen Bedenken und praktischen Schwierigkeiten, die der Erhebung des außerordentlichen Lehrstuhls der Ohrenheilkunde zu einem ordentlichen entgegen standen, hier überwunden sind, wird dieser Fortschritt auch den anderen Universitäten zugute kommen. Schon jetzt werden sich tüchtige Kräfte in dem bisher unnatürlich zurückgehaltenen Fache nicht mehr, wie es bisher öfter geschah, von dem Eintritt in die akademische Laufbahn abschrecken lassen, weil ihnen die tätige Mitarbeit an den vitalen Interessen der Fakultät und der ganzen Universität zeitlebens versagt zu sein schien.

Es war vorauszusehen, daß der Ohrenheilkunde nicht auf die Dauer versagt bleiben konnte, was den anderen Zweigen der Heilkunde als angestammtes Recht gilt. Die alte Ansicht von der Notwendigkeit einer möglichst kleinen, der sog. ‚historischen‘ Fakultät, welcher nur die Vertreter der sog. Hauptfächer angehören sollten, hat ja längst keine Geltung mehr. In der Heilkunde hat die Vertiefung und die breite Zunahme des Wissens und Könnens mit unerbittlicher Notwendigkeit eine fortschreitende Arbeitsteilung herbeigeführt und der so gern betonte Unterschied zwischen Haupt- und Nebenfächern verwischt sich mehr und mehr, da kein einziges Fach ohne die innigste Bezugnahme auf mehrere andere Gebiete der Heilkunde blühen und gedeihen kann. Auch widerspricht es den humanen Zielen der medizinischen Wissenschaft, irgendeinen ihrer Teile als Nebenfach anzusehen.

Statt der kleinen, engbegrenzten Fakultät sehen wir eine stetige, dem Fortschritt ärztlicher Wissenschaft und Kunst angemessene Vermehrung der in der Fakultät vertretenen Fächer. Sie alle haben den Eintritt des Psychiaters und des Hygienikers erlebt und viele von Ihnen haben auch an der Wiege des Ordinariates der Augenheilkunde gestanden.

Gerade mit der Augenheilkunde, der die Berechtigung zum Ordinariate nirgends mehr abgesprochen wird, hat die Ohrenheilkunde eine nahe Verwandtschaft. Beide widmen sich der Fürsorge für je eines der beiden wichtigsten Sinnesorgane, und da heutzutage die Ohrenheilkunde ebenso wissenschaftlich betrieben wird wie die Augenheilkunde, und eine ebenso hohe soziale Bedeutung gewonnen hat wie diese, geht es nicht mehr an, die eine als Haupt-, die andere als Nebenfach zu behandeln.

Schon einmal ist die Ohrenheilkunde nahe daran gewesen, das Ordinariat zu erreichen; im Winter-Semester 1875/76 hat die Medizinische Fakultät in Würzburg v. TRÖLTSCH einstimmig für ein Ordinariat vorgeschlagen. Sie war aber noch so befangen in altgewohnten Vorstellungen, daß sie an ihren Vorschlag die Bedingung knüpfte, v. TRÖLTSCH solle den Lehrauftrag für gerichtliche Medizin, ein Gebiet, das ihm ganz fremd war, annehmen. Den verdienten Forscher und verdienten Arzt zum Ordinarius seines Faches zu machen, dazu konnte man sich nicht entschließen. Darum hat v. TRÖLTSCH gebeten, den Vorschlag zurückzuziehen.

Wenn jemand, wie es mir jetzt vergönnt ist, eine steile Höhe erklommen hat, die keiner seiner Genossen vor ihm je erreichte, so soll er nicht rückwärts blicken auf den mühevoll zurückgelegten Weg, sondern sich des weiteren Ausblicks erfreuen auf andere Höhen, die zu neuen verheißungsvollen Mühen locken.

In der Heilkunde gibt es keine hingebende Arbeit, die der Wissenschaft allein als Selbstzweck gilt. Alles, was wir leisten, geschieht in erster und letzter Linie um der Humanität willen, und gerade hier bietet sich für den in die Fakultät aufgenommenen Vertreter der Ohrenheilkunde ein bisher von einem niedrigen Piedestale aus vergebens erstrebtes hohes Ziel.

Es erscheint vielleicht den Mitgliedern der drei anderen Fakultäten kaum glaublich, daß heute noch mehr als die Hälfte unseres ärztlichen Nachwuchses vom Staate zur ärztlichen Praxis zugelassen wird, ohne jemals gelernt zu haben, einen Ohrenkranken zu untersuchen, geschweige denn zu behandeln. Leider ist für mehr als die Hälfte der Studierenden der einzige Ratgeber in der Auswahl des notwendigen Lehrstoffes die Prüfungsordnung, und in dieser wird die Ohrenheilkunde mit keinem Worte erwähnt. Nach dem Entwurf einer neuen Prüfungsordnung, der *dem Bundesrate* zur Beschlußfassung vorliegt, soll zwar in Zukunft auch in der Ohrenheilkunde geprüft werden, aber nicht von den Vertretern dieses Faches, sondern von dem eines anderen. Man kann die Geringschätzung der Ohrenheilkunde nicht deutlicher offenbaren als durch eine solche unglaubliche Bestimmung.

Sie mögen über den Wert des Prüfens oder Nichtprüfens verschiedener Meinung sein. Wenn aber alle Fächer geprüft werden sollen und nur die Ohrenheilkunde gar nicht oder von einem nichtsachverständigen Examinator, so wird die Mehrzahl der Studierenden und der Ärzte zu der Ansicht gelangen, es verlohne sich nicht, Kenntnisse von der Diagnose und Behandlung der Ohrenkrankheiten zu erwerben und — was noch viel schlimmer ist — Ohrenkrankheiten ließen sich ohne sachverständige Untersuchung richtig erkennen und lediglich nach allgemein-medizinischen Prinzipien behandeln. Wer aber so denkt, wird unbewußt zum Schädiger der Kranken. Wir wissen, daß etwa ein Drittel aller Taubstummen, deren wir in Deutschland mehr als 36000 haben, bei rechtzeitiger sachverständiger Behandlung nicht taub und nicht stumm hätten werden zu brauchen. Und wenn z. B. in Preußen jährlich mehr als 5000 Menschen infolge von Ohreiterungen sterben, so muß betont werden, daß gerade diese so leicht gefährlich werdenden Ohreiterungen fast ausnahmslos heilen, wenn sie rechtzeitig in sachverständige Behandlung kommen. Im Interesse der Kranken wie des ärztlichen Standes muß hier von neuem schleunige Abhilfe gefordert werden. Es erscheint undenkbar, daß es bei der bisherigen lückenhaften Ausbildung unseres ärztlichen Nachwuchses bleiben sollte. Die hohe Anerkennung, welche S. Hoheit Herzog Johann Albrecht der Ohrenheilkunde durch Schaffung des ersten Ordinariats gezollt hat, läßt uns hoffen, daß auch die humanitären Bestrebungen der Ohrenärzte bald die gebührende Beachtung finden werden zum Segen der Kranken und zum Nutzen der Wissenschaft.

Unsere Universität aber darf stolz darauf sein, als erste dieses Ordinariat erhalten zu haben".[1]

Am 2. Mai 1902 starb der unbesoldete Extraordinarius Generalarzt TRAUTMANN, der Leiter der Charité-Ohrenklinik und der behandelnde Ohrenarzt Kaiser Wilhelms II. Wegen der Nachfolge nahm der berühmte und geniale, aber als Organisator auch gelegentlich rücksichtslose Ministerialdirektor Althoff zunächst schriftlich Fühlung mit KÖRNER und bat ihn dann, je eher, je lieber zu einer mündlichen Besprechung nach Berlin zu kommen. Es würde zu weit führen, wollte ich diese Vorgänge, die in den „Erinnerungen" niedergelegt sind, eingehend schildern. Wer sich für Hochschulpolitik und für die Art, wie Althoff sie führte, interessiert, mag sie im Original nachlesen. Des Pudels Kern war: Althoff wollte KÖRNER veranlassen, der Berufung nach Berlin als Honorar-Professor zu folgen und einen Schritt auf der akademischen Leiter nach abwärts zu tun. Auf Althoffs letzte Frage: „Ein Honorar-Ordinariat genügt Ihnen also nicht", erwiderte

---

[1] Der Text dieser von Körners Hand aufgezeichneten Ansprache wurde mir freundlicherweise durch die zweite Tochter des Altmeisters, Fräulein Helene Körner, anvertraut.

KÖRNER: „Nein. Ich kann mein Ordinariat nur mit einem Ordinariat vertauschen und das auch nur dann, wenn ich die Gewißheit erlangt habe, daß das Rostocker Ordinariat nach meinem Weggange erhalten bleibt; es muß unter allen Umständen erhalten bleiben. In Berlin kommt das Ordinariat sicher, auch wenn ich in Rostock bleibe, aber in Rostock würde es, einmal aufgegeben, schwerlich wieder errichtet werden."

Im Jahre 1904 wurde KÖRNER Dekan der Medizinischen Fakultät und 1913 erfolgte seine Wahl zum Rektor der Universität[1]. Er trat sein Amt am 1. März 1913 an und wurde 8 Tage später zum Geh. Med.-Rat ernannt. Damit hatte er als erster Ordinarius für Oto- und Laryngologie an äußeren Ehren alles erreicht, was dem deutschen Gelehrten zugängig war. Liebevoll und anschaulich hat uns KÖRNER sein Rektorat geschildert, das er nach dem Urteil vieler Rostocker Professoren vorbildlich geleitet hat.

KÖRNER, den wir als Altmeister der Otologie allgemein verehren, hat schon als Student in den Ferien in Frankfurt bei dem bekannten Laryngologen MORITZ SCHMIDT, dessen Bruder Hausarzt der Familie Körner war, gearbeitet. KÖRNER schreibt darüber: „Um mich frühzeitig zu seinem künftigen Assistenten zu erziehen, brachte er mir die laryngoskopische und rhinoskopische Technik so gründlich bei, daß ich später in Straßburg als Assistent der Medizinischen Klinik laryngoskopische Kurse abhalten konnte. „SCHMIDT" — so schreibt KÖRNER — „war schon in den 70er Jahren auf den Gedanken gekommen, wenn die Lungentuberkulose heilbar sei, müsse es auch die Kehlkopftuberkulose sein, und hatte diese Vermutung an 2 Fällen bestätigt gefunden, bei denen er tuberkulöse Kehlkopfgeschwüre

[1] Bei der Rektorwahl ging es, wie mir ein juristischer Teilnehmer jenes Conzils später einmal erzählte, ziemlich turbulent zu; es spricht für einen köstlichen Humor Körners, als er auf die Frage: Ob er die Wahl annehme, äußerte, „nachdem Sie, meine Herren, mich cum Acho et cum Cracho zum Rektor gewählt haben, nehme ich die Wahl an".

ohne jede lokale Behandlung hatte heilen sehen. Einer dieser Fälle betraf meine Mutter, und ich muß sagen, daß man nach der ganzen Lage des Falles und nach der Beschreibung des Kehlkopfbefundes, die mir SCHMIDT gegeben hat, auch heute nicht an der Richtigkeit seiner Diagnose zweifeln darf. Damals freilich entgegnete man ihm, „das Geschwür ist geheilt, also war es nicht Tbc."

Auch KÖRNERs Dissertation, die er während mehrerer akademischer Ferien im Senckenbergschen Anatomischen Institut ausgearbeitet hatte, betraf ein laryngologisches Thema: „Beiträge zur vergleichenden Anatomie und Physiologie des Kehlkopfes." So war KÖRNER auch im laryngologischen Sattel sicher, was man nicht von allen später ernannten Ordinarien der Ohrenheilkunde sagen kann, die vielfach berufen wurden, ohne sich je mit rhinologischen und laryngologischen Fragen befaßt zu haben.

Auf die ersten Anfänge der Laryngologie deutete ich schon in meinem vorjährigen Vortrag hin. Wenige Jahre nach der Entdeckung des Kehlkopfspiegels faßte der innere Kliniker TÜRCK seine Erfahrungen mit der neuen Methode in einem Lehrbuch zusammen und gab dadurch namentlich den inneren Medizinern Anlaß, die neue Kunst zu pflegen. Eine ganze Reihe namhafter Internisten stellte Beziehungen fest zwischen Stimmbandlähmungen und Erkrankungen des Herzens, der Speiseröhre sowie pathologischer Prozesse in der Gegend der Lungenwurzel und am Aortenbogen, die den in der Nähe verlaufenden N. recurrens geschädigt hatten.

Der erste, der einen Kehlkopfpolypen entfernte, war VICTOR V. BRUNS, der Patient war sein Bruder. Der Veröffentlichung dieses Falles folgte der Zustrom zahlreicher von diesem Leiden befallener Kranker aus allen Teilen der Welt.

Es gehörte zur Ausführung solcher Eingriffe eine ganz große Geschicklichkeit, mußten sie doch an einem sehr sensiblen Organ ausgeführt werden. Oft bedurfte es einer über Wochen sich erstreckenden Einübung der Kranken, ehe sie es lernten, den Reflex, der bei der Berührung der Stimmbänder mit einem Instrument auftritt, zu unterdrücken, ehe das Kunststück gelang.

Durch die Einführung des Cocains zu Anfang der 80er Jahre wurden diese Schwierigkeiten mit einem Schlage beseitigt, die Operationen im Innern des Kehlkopfes in geradezu verblüffender Weise erleichtert, zum Teil überhaupt erst ermöglicht.

Als KÖRNER im Jahre 1885 den bekannten Brüsseler Laryngologen CAPART besuchte und dieser ihm seine vollständige Sammlung der seit der Erfindung der Laryngoskopie und Rhinoskopie angewandten Kehlkopf- und Naseninstrumente gezeigt hatte, klagte er in elegischem Ton: „Maintenant presque tous ces instruments sont inutiles. La cocaine est la mort de notre spécialité, car tout le monde peut faire les opérations avec elle.“

Damit war in der Tat den exklusiven laryngo-therapeutischen Technikern die Existenzbasis entzogen. Aber auch noch nach einer anderen Richtung wirkte sich die Einführung des Cocains aus. Die kurze Zeit nach der Entdeckung der Laryngoskopie durch CZERMAK gefundene Methode mit einem Spiegel den Nasenrachenraum abzuleuchten, fand eine viel ausgedehntere Anwendung dadurch, daß man die Reflexe, die vom Zungengrund, der hinteren Rachenwand und dem Gaumensegel ausgehen, ausschalten, das cocainisierte Gaumensegel durch sog. Velotraktoren von der hinteren Wand nach vorn ziehen und dadurch so viel Platz gewinnen konnte, daß man mit größerem Spiegel einen weit besseren Einblick gewann. Der dänische Arzt MEYER in Kopenhagen erwarb sich besondere Verdienste durch die von ihm inaugurierte Abtragung der hypertrophischen Rachenmandeln, die so oft die Nasenatmung behindern und eine Hauptursache für immer wieder rezidivierende Mittelohrentzündungen abgeben.

Cocainisiert man die Nase von vorne, so ziehen sich die Schwellkörper der Nasenmuscheln, die den Einblick zuweilen stark behindern, mehr oder weniger zusammen, man gewinnt die Möglichkeit, Sonden, stumpfe und auch scharfe Kanülen in die Nebenhöhlen einzuführen und diese zu spülen. Polypen und Hypertrophien können leicht beseitigt werden, auch die Einführung langer Spekula in die Nasengänge (Rhinoskopia media Killians) wird möglich, um näher an das Siebbein und die Keilbeinhöhle heranzukommen; mannigfache Operationen in diesem Gebiet wurden erst durch Cocain ausführbar. Zu Anfang des Jahrhunderts kamen die Nebennierenpräparate zur Verwendung, welche die Schleimhäute weiter anämisieren und die bei endonasalen Eingriffen so störenden Blutungen wesentlich verringern.

Weitere operative Förderung verdanken wir der Einführung der Infiltrations- und Leitungsanästhesie, die jetzt meist mit Novocainlösungen unter Zusatz von Nebennierenpräparaten zur Anwendung kommt. Erst dadurch wurde der Weg zu ausgiebigen Eingriffen im Naseninnern und an den Nebenhöhlen geebnet. Auch bei Ohroperationen und bei den großen Halsoperationen, z. B. der Kehlkopfexstirpation, deren technische Vervollkommnung wir GLUCK und SÖRRENSEN verdanken, verwenden wir ausgiebig die Lokalanästhesie.

Gewaltige Fortschritte, namentlich in diagnostischer Hinsicht, verdanken wir der Röntgentechnik.

Die Lehre von der Fokalinfektion und das Auffinden eines Fokus, von dem aus dem Organismus schädliche Komplikationen in der Muskulatur, den Gelenken, den Schleimbeuteln, den Sehnenscheiden sowie den serösen Häuten und den parenchymatösen Organen drohen, gewinnt mehr und mehr praktische Bedeutung. In einer großen Zahl dieser Fälle findet sich der Fokus an kranken Zahnwurzeln, die saniert werden müssen, vor allem aber in chronisch infizierten Mandeln. Das Vertrauen der Ärzte zur Ausschälung kranker Mandeln bringt es mit sich, daß die Zahl solcher Kranker in ein Mißverhältnis zu der vorhandenen Bettenzahl unserer Kliniken gerät und wir den Zustrom oft künstlich bremsen müssen.

Physiologische Forschungen über die Bedeutung des Vorhofbogengangapparates, die systematisch zuerst durch den Nobelpreisträger BARANY erfolgten und die Arbeiten von MAGNUS und DE KLEYN über „Stellreflexe" gaben der Otologie mächtige Impulse, während die pathologische Anatomie uns eine zuverlässige Basis schuf für die Erkennung pathologischen Geschehens.

Ganz kurz sei noch der modernen Antibiotika gedacht, der Sulfonamide und der Penicilline, mit deren Hilfe wir Entzündungen und Eiterungen bekämpfen und die Gefahren bei operativen Maßnahmen wesentlich herabmindern können.

Es würde den Rahmen meines Vortrags überschreiten, wollte ich die Namen all der Forscher nennen, die sich auf diesen Gebieten verdient gemacht haben. Es war mir darum zu tun, Ihnen im Anschluß an meinen Vortrag im vorigen Jahre zu zeigen, welch große Bedeutung die moderne Oto-Rhino-Laryngologie in der Medizinischen Wissenschaft erlangt hat. Ich wählte den heutigen Tag in der Absicht, das große Verdienst OTTO KÖRNERs ins Gedächtnis zurückzurufen, der als erster von den deutschen Oto-Laryngologen vor 50 Jahren das Ordinariat erreichte.

Bei Fragen zur Produktsicherheit wenden Sie sich bitte an:
If you have any questions regarding product safety,
please contact:

Walter de Gruyter GmbH
Genthiner Straße 13
10785 Berlin
productsafety@degruyterbrill.com